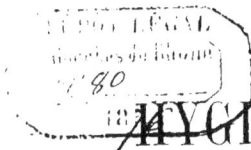

HYGIÈNE PUBLIQUE

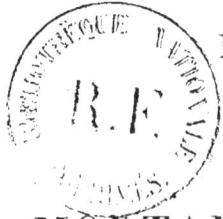

MOUVEMENT

DE LA

MORTALITÉ A MARSEILLE

Pendant l'année 1875

--o◦❀◦o--

MARSEILLE

BARLATIER-FEISSAT PÈRE ET FILS
Rue Venture, 19.

—

1876

Extrait du *Marseille Médical*. — Février 1876.

HYGIÈNE PUBLIQUE

ET

MOUVEMENT DE LA MORTALITÉ A MARSEILLE

Pendant l'année 1875

Pendant le premier semestre de 1875, la mortalité s'est élevée à 5284 décès; nous avons constaté dans un précédent bulletin publié au mois de juillet dernier, que sur ce chiffre de 5284, la variole avait occasionné 692 décès; les maladies des voies respiratoires 1409, les maladies du cerveau 552, et celles des voies digestives 288.

Au deuxième semestre, la mortalité est descendue à 4404 décès, dont 1127 par les affections des voies respiratoires; 455 par celles du cerveau; 547 à la suite des maladies intestinales.

Afin de résumer avec plus de précision le mouvement de la mortalité à Marseille, nous avons établi un tableau statistique que nos lecteurs trouveront à la fin de ce travail, ils pourront ainsi se rendre compte du nombre des décès, de leurs principales causes et de l'influence des saisons.

De cet exposé, il résulte que c'est pendant la saison hivernale que les maladies des organes de la respiration ont occasionné le plus grand nombre de décès; — que pour les maladies intestinales, c'est au contraire pendant l'été, de juin à octobre et surtout pendant les mois de juillet et août, que la mortalité a été plus grande; en ce qui concerne les maladies du cerveau, à part les mois de juillet, septembre, octobre, novembre, pendant lesquels la mortalité a été de 70 à 66 par mois, elle s'est élevée pendant chacun des autres mois de l'année, de 83 à 99 décès.

L'épidémie de variole s'est éteinte lentement. Depuis le mois de septembre jusqu'à la fin décembre, nous n'avons eu

que 18 décès de varioleux, dont 9 pour le seul mois d'octobre.
En diverses circonstances, nous avons signalé le danger qu'il
y a pour la santé publique de laisser dans le commerce des
vieilles hardes, celles provenant des varioleux. Nous avons
demandé que ces linges et hardes soient désinfectés, brûlés.

Depuis 1856, nous observons le mouvement variolique. La
négligence, chaque année plus grande, apportée par la popula-
tion dans les vaccinations, faisait prévoir l'épidémie que nous
venons de traverser. Grâces aux nombreuses vaccinations et
revaccinations opérées en 1874 et 1875, l'épidémie est vaincue,
mais il importe de veiller sur les causes diverses qui l'avaient
produite et d'en empêcher le renouvellement.

Nous ne dirons pas que les arrondissements qui contiennent
le plus grand nombre de fripiers, de chiffonniers, aient été
seuls atteints par la variole, mais nous pouvons affirmer que
c'est dans ces arrondissements que l'épidémie a pris nais-
sance, qu'elle s'y est développée, maintenue, aggravée ; elle a
envahi ensuite tous les quartiers de la cité. La marche de
cette épidémie, les foyers d'infection qui se sont formés dans
les 6me, 9me, 10me, 13me, 15me arrondissements, partout où il
existe des dépôts de vieilles hardes, là où l'on en fait le *dépouil-
lement* et le commerce, tout indique la nécessité des mesures
sévères dont nous demandons l'application, non seulement
pendant la durée des épidémies varioliques, mais aussi
d'une manière permanente, chaque fois qu'un cas de variole
et à plus forte raison un décès par la variole sont connus de
l'autorité.

L'isolement des malades a été démontré comme le meilleur
moyen d'arrêter ou d'atténuer la propagation de la variole ;
à la Société médicale des hôpitaux de Paris, M. le Dr Ernest
Besnier en a exposé toute l'importance. — Ce savant rappor-
teur constatait naguère que du 1er janvier au 30 septembre
1875, sur un total de 219 décès par la variole, le cinquième
arrondissement avait perdu à lui seul 70 malades, c'est-à-
dire 32 0/0. Ce commencement d'épidémie n'ayant pas eu
des suites, jusqu'à présent, il est peut-être difficile de se
rendre un compte exact de cette particularité, d'autant plus

remarquable que pendant le même laps de temps, les autres arrondissements n'ont eu qu'une mortalité relativement faible de 2, 7, à 16 décès. Parmi les causes particulières signalées, ne faudrait-il pas tenir compte du commerce des chiffons, plus important dans une partie des quartiers qui avoisinent le Panthéon que dans d'autres arrondissements. C'est une question à examiner et que nous recommandons à l'attention du corps médical et de l'édilité parisienne.

Marseille-Médical a reproduit, en novembre dernier, les observations si intéressantes du Dr Lewis (de Wartentown) sur la variole transmise par des chiffons pour papier dans une manufacture de New-York, au commencement de l'année 1875. Quarante personnes furent atteintes, sur ce nombre 13 ou 14 sont mortes. Le Dr Lewis affirme que d'autres affections éruptives, telles que le röthelu (rougeole), etc., peuvent être transmises par les chiffons, linges, hardes, objets de pansements ayant servi aux malades.

M. Joanny Rendu, interne des hôpitaux de Lyon, dans son historique si remarquable sur la contagion de la variole, dit que, pendant l'épidémie qui s'est déclarée à Lyon tout dernièrement, le Dr Soulier, médecin de l'hôpital de la Croix-Rousse, n'a autorisé la restitution des vêtements, *lorsqu'on ne les avaient pas brûlés*, qu'après leur désinfection au moyen de l'acide sulfureux.

La santé publique est directement engagée dans ces questions. Pendant la dernière épidémie, l'administration, à Marseille, a pris l'initiative de mesures exceptionnelles de désinfection, nous avons déjà rendu hommage au dévouement dont le personnel administratif a donné des preuves en cette circonstance, mais il faut que l'autorité persévère dans cette voie chaque fois qu'elle est instruite qu'un cas de variole se déclare dans un quartier de la ville ou de la banlieue.

L'adoption d'autres mesures est nécessaire et, parmi les plus urgentes, nous conseillons :

1° Que la vente des hardes, linges, etc., provenant des varioleux soit formellement interdite ;

2° Que dans les familles et dans les hôpitaux, ces vêtements soient brûlés, et que, des secours soient accordés aux indigents pour les aider à remplacer les susdits objets.

3° Que l'administration des hôpitaux, outre les moyens dont elle dispose, possède une voiture *spéciale* destinée au transport des varioleux, de leur domicile à l'hospice qui doit les recevoir et les isoler des autres malades ; et, comme suite, qu'il soit interdit aux voitures stationnant sur la voie publique d'accepter des malades atteints de variole, pour les conduire dans les hôpitaux ou ailleurs.

4° Qu'une salle d'isolement soit, *en tout temps*, ouverte aux varioleux dans l'un de nos établissements hospitaliers.

Nous croyons aussi que l'autorité supérieure ferait une chose utile en *n'autorisant le transport des balles de chiffons que sous emballage*, que ce transport ait lieu par charrette, voiture ou par chemin de fer ; de telle sorte que les personnes obligées par état, d'en opérer la manutention, fussent moins exposées qu'aujourd'hui à contracter certaines affections cutanées ou contagieuses.

Depuis le mois d'août, il n'a point été constaté de décès, suite de rougeole. Ce n'est pas à dire qu'il n'en existe point parmi les 622 certificats négatifs délivrés par les médecins, pendant les quatre derniers mois de l'année.

Les décès par les maladies des organes de la respiration se sont élevés à 2536, dont 1144 maladies chroniques, telles que catarrhes, phthisies et tubercules pulmonaires ; 1392 maladies aiguës, parmi lesquelles nous remarquons 394 bronchites, 875 pneumonies, 29 congestions pulmonaires, 41 coqueluches et 53 pleurésies.

1007 décès ont eu lieu par les maladies du cerveau.

835 décès doivent être attribués aux affections des voies digestives, savoir :

288 pendant le premier semestre.

547 pendant le deuxième semestre.

Les enfants du premier âge ont payé un large tribut dans cette mortalité de 835 décès. L'entérite qui avait, à elle seule, occasionné 218 décès sur 288, au premier semestre, en a occasionné 401 sur 547 au deuxième semestre. Puis viennent : les diarrhées, dyssenteries, les cholérines, etc., suite fréquente de l'alimentation prématurée, de la dentition et des maladies estivales.

La mortalité des enfants se divise ainsi :

1° Enfants de 0 jour à 1 an.	1er semestre	918	2° semestre	913	Total	1831	
2° » de 1 à 2 ans...	1er »	403	2° »	466	»	869	
3° » de 2 à 10 ans...	1er »	616	2° »	368	»	984	
	Totaux...	1er semestre	1937	2° semestre	1747		3684

La mortalité des enfants de 0 jour à deux ans, à Marseille, augmente en été et diminue de 40 à 50 0/0 en hiver; il n'en est pas de même des enfants âgés de 2 à 10 ans ; pour eux, la mortalité diminue pendant l'été, surtout en automne, et augmente de 40 à 50 0/0 pendant les mois de janvier, février, mars, avril et mai.

Nous avons constaté plus souvent qu'en 1874, un certain nombre de décès par suite de rachitisme, carreau, mésentérite, etc. Dans son bulletin sur la *santé publique*, le Dr Hector George cite les observations publiées par le Dr Bernard (de Montbrun-les-Bains), concernant l'emploi du lait de chienne dans le traitement du rachitisme chez les jeunes enfants. Le *Sud Médical*, dans son dernier numéro, reproduit les observations du Dr Bernard et il indique qu'elles ont précédé celles publiées récemment par le Dr P. Lauzun, de Bordeaux. Sans vouloir exagérer la valeur de ce moyen thérapeutique, il est avéré que le lait de chienne peut être employé avec succès et avec facilité, vu la puissance de nutrition et la docilité des grandes races. A cette occasion, nous croyons utile de rappeler l'analyse comparative du lait de femme et du lait de chienne que M. le Dr Jacquème soumit en 1874 à l'appréciation du congrès médical des Sociétés Protectrices de l'Enfance, à Marseille. Voici cette analyse :

Lait de femme :		Lait de chienne :	Composition moyenne :
1,000 parties contiennent :		Densité	1036
Eau..............	889,08 :	Eau	737
Matières solides...	110,92 :	Matières solides	263
Beurre ,..........	26,66 :	Beurre........	97,20
Sucre	43,64 :	Caséïne........	117
Caséïne et matières extractives	39,24 :	Sucre..........	30
Sels	1,38 :	Sels	13,50

Le D' Bernard a obtenu la guérison de 6 enfants sur 7 qu'il a soumis à ce traitement spécial ; que ce résultat soit dû « au phosphate de chaux contenu dans les os qui entrent pour une si grande part dans l'alimentation du chien, » ou qu'il soit dû à d'autres causes, toujours est-il que les faits cités méritent d'être pris en considération. Espérons que de nouvelles observations confirmeront bientôt les résultats prévus par les expériences des D" Bernard et Jacquème.

Pendant le deuxième semestre, la fièvre typhoïde n'a pas augmenté, toutefois, pendant l'année 1875, cette maladie a occasionné 209 décès.

Nous notons 47 décès par suite des affections puerpérales. Parmi les causes accidentelles, on compte 73 suicides, 28 noyés ou asphyxiés, 62 décès par blessures ou fractures diverses.

Sept décès suite d'alcoolisme ont été constatés. C'est dans les hôpitaux que ces faits sont principalement relevés. Mais, qu'est-ce que ce chiffre comparé à celui que nous aurions à inscrire, si la crainte de blesser la susceptibilité des familles n'empêchait les médecins de certifier toute la vérité. Combien de maladies et de suicides proviennent de l'abus des boissons. — Par une décision récente, le Ministre de l'intérieur, de concert avec le Ministre de la justice, a recommandé aux Préfets de veiller à la stricte exécution du règlement qui fixe l'heure de la fermeture des cafés et cabarets, hors les cas spéciaux. Puisse cette mesure n'être pas temporaire, puisse-t-elle modérer l'ardeur avec laquelle les populations fréquentent ces établissements. Il n'y a pas à se faire illusion, tout indique que c'est par la fréquentation exagérée des cafés et des cabarets que les hommes perdent l'habitude de vivre dans leurs familles ; qu'ils contractent la funeste coutume de l'abus des boissons alcooliques, et comme suite, les maladies qui dérivent de cet abus.

La mortalité totale en 1875 a été, à Marseille, de 9688 décès, dont 5049 du sexe masculin, 4639 du sexe feminin ; 6004 adultes, 3684 enfants. Si nous comparons le chiffre des décès de 1875 qui est de 9688 à celui de 8916 qui forme le contingent mortuaire de 1874, nous trouvons pour l'année 1875 une augmentation de 772 décès, suffisamment expliquée par l'épidémie de variole.

Nous ne pouvons terminer cette revue sans signaler dans quelle proportion elle s'éloigne de la vérité dans l'évaluation numérique des causes générales de mortalité. Les certificats délivrés par les médecins pour la constatation des décès à l'Etat-Civil, renferment :

> 7425 certificats indiquant la cause des décès, ainsi que tous les renseignements propres à éclairer la science, la justice et l'autorité civile.
>
> 2025 n'indiquant aucune cause de décès et portant la désignation : *mort naturelle.*
>
> 238 certificats ne contenant aucune cause de décès, pas même les mots, *mort naturelle* : ils sont complètement négatifs.

Dans ces deux dernières catégories, on compte 255 certificats n'indiquant ni l'âge, ni le domicile des décédés. C'est toujours avec un profond regret que nous constatons ces lacunes si préjudiciables aux travaux statistiques, dans leurs rapports avec l'hygiène publique, rapports que les médecins sont les premiers intéressés à connaître.

Dénombrement des principales causes de décès pendant l'année 1875.

CAUSES DES DÉCÈS.	Janvier.	Février.	Mars.	Avril.	Mai.	Juin.	Juillet.	Août.	Septemb.	Octobre.	Novemb.	Décemb.	TOTAUX
Variole..........	122	121	167	164	83	38	30	16	2	9	5	2	756
Rougeole........	4	4	12	28	13	14	9	4	»	»	»	»	88
Fièvre typhoïde	31	16	13	12	9	12	16	26	15	29	49	11	209
» muqueuse ...	»	»	»	»	4	4	5	4	5	2	5	»	29
Anémie	8	7	8	12	6	8	6	7	9	9	9	10	99
Angine..........	4	3	3	7	5	4	4	4	3	6	2	7	49
Croup...........	2	8	6	6	7	3	4	3	4	5	6	12	66
Maladies des { voies respiratoires.....	346	245	279	216	174	151	167	146	145	178	185	310	2536
voies digestives......	38	30	38	36	58	88	130	126	89	97	50	55	835
du cerveau.......	87	99	99	83	93	91	70	95	68	71	66	85	1007
du foie	3	3	5	3	6	3	8	5	4	5	6	7	58
cirrhose.........	4	1	4	4	2	4	4	2	3	4	8	4	35
Autres maladies aiguës........	17	22	30	25	26	31	49	22	48	21	27	27	285
» chroniques....	57	51	43	44	38	42	30	40	42	55	30	36	505
Maladies du cœur ...	37	25	29	33	20	29	49	21	44	21	46	27	291
» chirurgicales....	48	16	45	47	13	13	26	14	40	5	44	14	172
Maladies diverses et accidentelles.	32	24	34	33	36	17	36	56	24	41	26	46	405
TOTAUX........	807	676	785	714	590	552	583	585	454	555	474	653	7425

															Totaux
MORTS-NÉS	légitimes	masculins	40	30	52	24	53	44	52	24	28	28	43	32	372
		féminins	25	17	19	18	23	12	18	16	26	18	17	36	245
	naturels	masculins	6	4	3	9	12	7	11	8	3	13	6	6	88
		féminins	6	6	2	2	3	3	8	5	4	7	8	12	66
TOTAUX			83	63	56	53	71	36	69	53	61	66	74	86	771
MORTALITÉ infantile		de 0 jour à un an	149	156	128	149	157	179	204	236	170	147	75	141	1831
		de un à deux ans	42	42	77	82	65	95	89	130	83	74	40	50	869
		de deux à dix ans	122	97	136	109	85	67	70	68	55	59	64	52	984
TOTAUX			343	295	344	340	307	341	363	434	308	250	179	243	3684
Adultes			768	608	621	534	441	375	409	393	335	444	444	635	6004
TOTAL GÉNÉRAL			1081	903	962	874	748	716	772	827	643	691	623	848	9688

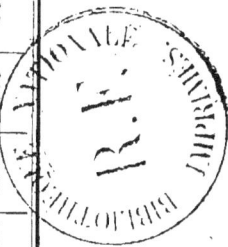

E. GIBERT,

médecin de la Compagnie du chemin de fer.

5'0